BEI GRIN MACHT SICH IHR WISSEN BEZAHLT

- Wir veröffentlichen Ihre Hausarbeit, Bachelor- und Masterarbeit

- Ihr eigenes eBook und Buch - weltweit in allen wichtigen Shops

- Verdienen Sie an jedem Verkauf

Jetzt bei www.GRIN.com hochladen und kostenlos publizieren

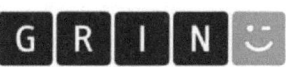

Bibliografische Information der Deutschen Nationalbibliothek:

Die Deutsche Bibliothek verzeichnet diese Publikation in der Deutschen National-
bibliografie; detaillierte bibliografische Daten sind im Internet über http://dnb.d-
nb.de/ abrufbar.

Impressum:

Copyright © 2005 GRIN Verlag, Open Publishing GmbH
Druck und Bindung: Books on Demand GmbH, Norderstedt Germany
ISBN: 978-3-668-13690-8

Dieses Buch bei GRIN:

http://www.grin.com/de/e-book/278533/die-elemente-eines-risikomanagement-
systems

Stefan Ertl

Die Elemente eines Risikomanagement-Systems

GRIN Verlag

GRIN - Your knowledge has value

Der GRIN Verlag publiziert seit 1998 wissenschaftliche Arbeiten von Studenten, Hochschullehrern und anderen Akademikern als eBook und gedrucktes Buch. Die Verlagswebsite www.grin.com ist die ideale Plattform zur Veröffentlichung von Hausarbeiten, Abschlussarbeiten, wissenschaftlichen Aufsätzen, Dissertationen und Fachbüchern.

Besuchen Sie uns im Internet:

http://www.grin.com/

http://www.facebook.com/grincom

http://www.twitter.com/grin_com

Die Elemente eines Risikomanagement-Systems

Von Stefan Ertl

Inhaltsverzeichnis

Abkürzungsverzeichnis

a.a.O. = am angegebenen Ort

Abs. = Absatz

AG = Aktiengesellschaft

Aufl. = Auflage

BGBl. = Bundesgesetzblatt

BSC = Balanced Scorecard

bspw. = beispielsweise

bzgl. = bezüglich

bzw. = beziehungsweise

CIRS = Critical Incident Reporting System

d.h. = das heißt

DRG = Diagnosis Related Groups

ebd. = ebenda

EDV = Elektronische Datenverarbeitung

et al. = et alteri

evtl. = eventuell

f. = folgende

ff. = fortfolgende

FMEA = Failure Mode and Effects Analysis

FTA = Fault Tree Analysis

ggf. = gegebenenfalls

i.d.R. = in der Regel

IRS = Incident Reporting System

i.S. = im Sinne

i.w.S. = im weiteren Sinne

RMIS = Risikomanagement-Informationssystem

RPZ = Risikoprioritätszahl

sog. = sogenannt

St.E. = Stefan Ertl (Verfasser)

u.a. = unter anderem, unter anderen

u.U. = unter Umständen

usw. = und so weiter

v.a. = vor allem

vgl. = vergleiche

z.B. = zum Beispiel

Risikomanagementsystem

Ein Risikomanagementsystem dient zur Unterstützung der Führung. Es besteht zwar eine rechtliche Verpflichtung für die Unternehmensleitung, jedoch die Ausgestaltung dieses Systems ist nicht explizit vorgeschrieben. Eine mögliche Ausführung wird vorgestellt. Systembildende Elemente (Risikomanagement-Strategie, Risikomanagement-Organisation, Risikomanagement-Kultur) (1) wirken zusammen mit den primären systemkoppelnden Elementen (Frühwarnsystem, Risikocontrolling, internes Überwachungssystem) (2). Bestehende Managementsysteme sollten integriert werden, da diese wertvolle Informationen für das Risikomanagement beisteuern (3). Die Dokumentation des Risikomanagementsystems erfolgt im Risikomanagement-Handbuch (4). Für die hohe Komplexität des Risikomanagementsystems ist eine EDV-Unterstützung unerlässlich (5).

Ausgehend von § 91 Abs. 2 AktG und aus den Begründungen sowohl zu dieser Vorschrift als auch zum KonTraG lässt sich ableiten, dass der Gesetzgeber die Einrichtung eines Internen Überwachungssystems, eines (Risiko-) Controlling und eines Frühwarnsystems unter Verantwortung der Unternehmensleitung fordert (vgl. Abbildung). Das Interne Überwachungssystem setzt sich zusammen aus organisatorischen Sicherungsmaßnahmen, internen Kontrollen und der Internen Revision (vgl. Diederichs 2004: 32). "Das System ist hier nicht als real existierendes Gebilde zu verstehen, sondern als Resultat bzw. Portefeuille interdisziplinärer Tätigkeiten." (ebd.: 32)

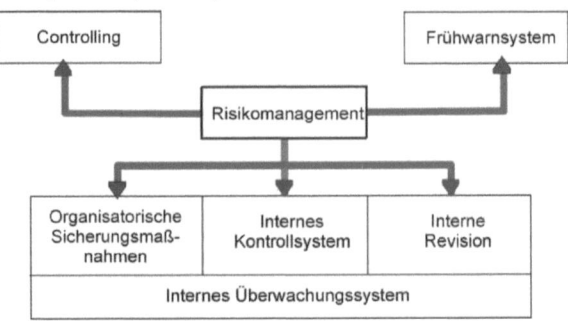

Abbildung 1: Elemente eines Risikomanagements (aus Jürgens, Allkemper 2000: 633)

Sowohl der Wortlaut des Gesetzes als auch dessen Begründungen geben allerdings keine näheren Angaben darüber, wie das geforderte Überwachungssystem im Detail auszugestalten ist. Des weiteren wird mit der Sicherung von Erfolg und Fortbestand des Unternehmens lediglich eine grobe Zielrichtung vorgegeben, so dass bei der praktischen Realisierung "...die Sorgfalt eines ordentlichen und gewissenhaften Geschäftsführers anzuwenden (ist; St.E.)." (Diederichs 2004: 32)

"Managementsysteme dienen der Unterstützung der Unternehmensführung. Sie stellen Informationen und Instrumente der Analyse, Planung, Steuerung und Kontrolle zur Verfügung und erhöhen das Reflexionspotenzial im Rahmen betrieblicher Gestaltungs- und Entscheidungsprozesse. (...) Managementsysteme sind zusätzliche Organisationsschichten, die die Basisorganisation gleichsam überlagern. Der Grad der Ausdifferenzierung dieser zusätzlichen Organisationsschichten ist dabei von Unternehmen zu Unternehmen sehr unterschiedlich." (Reinspach 2001: 85; Fußnote weggelassen)

Abbildung zeigt eine mögliche Ausgestaltung eines Risikomanagementsystems im Unternehmenszusammenhang. Wolf (2003) gliedert das Risikomanagementsystem auf in systembildende und systemkoppelnde Elemente. Die systemkoppelnden Elemente lassen sich wieder unterscheiden in primäre und sekundäre Elemente (vgl. a.a.O.: 70).

"*Systembildend* sind die Risikomanagementstrategie, -organisation, -kultur sowie der Risikomanagementprozess. Diese leiten sich aus dem Ziel- und Führungssystem ab und bedienen sich bestehender Überwachungs- und Kontrollsysteme, die sich in primäre und sekundäre Elemente unterscheiden lassen." (ebd.: 70; Fußnoten weggelassen).

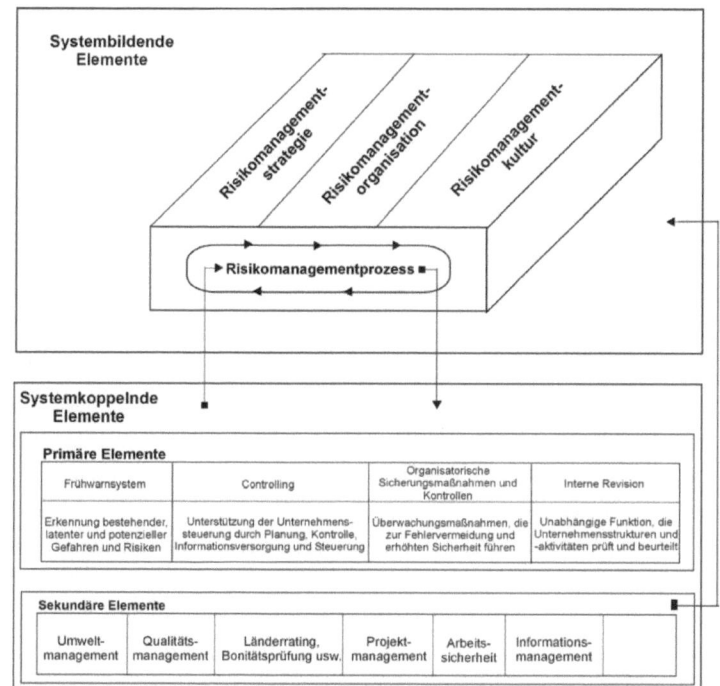

Abbildung 2: Systembildende und -koppelnde Elemente eines Risikomanagementsystems (aus Wolf 2003: 71)

"Primär *systemkoppelnde Elemente* stehen im direkten Wirkungsbereich zum Risikomanagementprozess, in den die Ergebnisdaten des Frühwarnsystems eingehen. Im Controlling erfolgt im Anschluss daran die Informationsverarbeitung, die der Unternehmenssteuerung dient. Organisatorische Sicherungsmaßnahmen und Kontrollen unterstützen hierbei. Die Überprüfung der Wirtschaftlichkeit und Funktionsfähigkeit des gesamten Risikomanagementsystems obliegt der internen Revision." (Wolf 2003: 70 Fußnote weggelassen)

Die sekundär systemkoppelnden Elemente beeinflussen den Risikomanagementprozess indirekt. Diese Managementsysteme steuern für das Risikomanagementsystem (indirekt) relevante Informationen bei. Eine Integration dieser Systeme ist für ein flächendeckendes, strukturiertes und systematisches Risikomanagement notwendig (vgl. ebd.: 71).

1   Systembildende Elemente

Risikomanagement besteht nicht nur aus dem Risikomanagementprozess. Ein fixierter Prozess würde in einer dynamischen Umwelt mit veränderbaren Rahmenbedingungen keinen Bestand haben (vgl. ebd.: 50), außerdem wäre zu kritisieren, dass "... dem Prozess kein konzeptioneller Bezugsrahmen zugrunde liegt." (ebd.: 51) Wolf (2003) unterscheidet beim Risikomanagement in Aufgaben des Risikomanagements im engeren und weiteren Sinn.

"Ergebnis der Aufgaben i.w.S. ist die *Risikomanagementstrategie*, die die funktionalen, institutionalen und instrumentalen Prämissen des Risikomanagementsystems vorgibt. Einerseits führen interne und externe Veränderungen zu einer Anpassung dieser Rahmenbedingungen. Andererseits findet durch die Rückkoppelung des Risikomanagementprozesses ggf. eine Adaption der gesetzten Prämissen statt. Die Umsetzung des Risikomanagements erfolgt durch den Risikomanagementprozess,..." (ebd.: 51; Fußnote weggelassen, Hervorhebung im Original)

1.1   Risikomanagement-Strategie

Der zentrale Bestandteil des strategischen Risikomanagements ist die Festlegung der Risikoeinstellung des Unternehmens. Im Rahmen des strategischen Risikomanagements wird darüber hinaus die Steuerung der Risikopolitik festgelegt. Dem operativen Risikomanagement werden risikopolitische Leitlinien vorgegeben, beispielsweise durch die Definition eines Sollzustandes der Risikolage des Unternehmens. Idealerweise sollten die Risikoziele in ein bestehendes unternehmensweites Zielsystem integriert werden. Das strategische Risikomanagement bildet die Grundlage und den Ausgangspunkt für ein effektives operatives Risikomanagement (vgl. Romeike 2004: 135). Für das Risikomanagement ist die Existenz einer Unternehmens-Strategie unabdingbar, aus welcher sich Unternehmensziele sowie Risikomanagementziele ableiten lassen. Durch die Risikomanagementstrategie werden die funktionalen, institutionalen und instrumentalen Prämissen des Risikomanagementsystems vorgegeben. Interne und externe Veränderungen führen zum einen zu einer Anpassung dieser Rahmenbedingungen. Zum anderen findet durch die Rückkoppelung des Risikomanagementprozesses bei Bedarf eine Anpassung der gesetzten Vorgaben statt (vgl. Wolf 2003: 51).

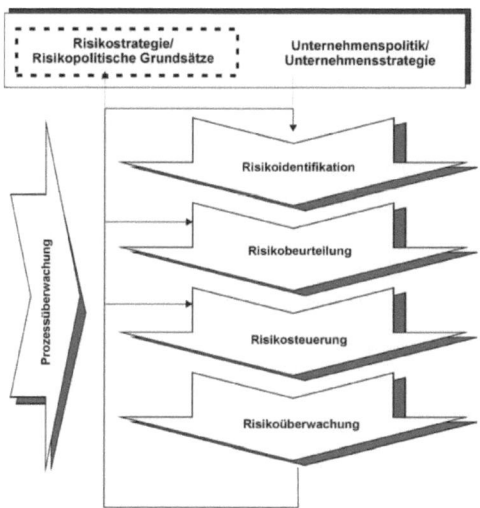

Abbildung 3: Phasenmodell des Risikomanagement-Prozesses (aus Diederichs 2004: 15)

Abbildung zeigt den fortlaufenden Prozess der Rückkoppelung des Risikomanagement-Prozesses an die Unternehmens- und Risikostrategien des Unternehmens (vgl. Diederichs 2004: 15). Eine lückenlose Kommunikation der Strategie ist für das Risikomanagement zwingend erforderlich. Als Instrument dazu eignet sich die Balanced Scorecard (vgl. Wolf, Runzheimer 2003 35).

1.1.1 Funktionale Aspekte der Risikomanagement-Strategie

Der funktionale Aspekt der Risikomanagementstrategie beinhaltet die für das Risikomanagement erforderlichen organisatorischen und prozessualen Rahmenbedingungen (vgl. Wolf 2003: 52).

Risikomanagementorganisation

Der Umfang der einzugliedernden Unternehmen und Einheiten der Organisationsstruktur wird durch die Risikomanagementorganisation festgelegt (vgl. ebd.: 52). Für das Gesamtunternehmen ist ferner das finanzielle Ausmaß der Bestandsgefährdung, die sog. Wesentlichkeitsgrenze, festzulegen.

"Die Wesentlichkeitsgrenze ist kaskadenförmig entlang der Risikomanagementorganisation auf die einzelnen Betrachtungsbereiche herunterzubrechen. Die auf diesem Wege ermittelten Grenzen regeln, welche Risiken an die nächsthöhere Instanz zu kommunizieren sind bzw. welche Risiken im Verantwortungsbereich der betroffenen Einheit verbleiben." (ebd.: 52 f.; Fußnoten weggelassen)

Risikomanagementprozess

Der Risikomanagementprozess stellt die verrichtungsorientierte Komponente des funktionalen Ordnungsrahmens dar. Der Risikobegriff sowie gestalterische Merkmale des Risikomanagementprozesses sowie dessen Arbeitsinhalt sind festzulegen. Die Prozessschritte sind inhaltlich und in ihrem Ablauf zu definieren. Dabei kann der Risikomanagementprozess entweder als eigener Prozess etabliert oder in bestehende Prozesse (z.B. Planungsprozesse) integriert werden (vgl. ebd.: 53).

1.1.2 Institutionale Aspekte der Risikomanagement-Strategie

Für jede Betrachtungseinheit, die in der Risikomanagementorganisation eingebunden ist, lassen sich verschiedene Stellenprofile erstellen. Diese können entsprechend dem Aufgaben-, Kompetenz- und Verantwortungsbereich voneinander abgrenzt werden (vgl. ebd.: 53):

Durchführende und meldende Stellen

Diese Instanzen, i.d.R. auf der unteren/mittleren Leitungsebene angesiedelt, sind die eigentlichen Träger des Risikomanagementprozesses (die sogenannten Risikoeigner/ -owner). Ihr Kompetenz- und Verantwortungsbereich bezieht sich im Wesentlichen auf die inhaltliche Ausgestaltung der Risikoanalyse.

Zusammenführende Stellen

Zusammenführenden Stellen, i.d.R. Stabsabteilungen, obliegen meist die Aufgaben des Risikocontrolling. Sie berichten an die zuständige Instanz. In ihrem Verantwortungsbereich liegt auch die sach- und termingerechte Durchführung der Risikoanalysen. Für die Inhalte übernehmen allerdings die durchführenden und meldenden Stellen die Verantwortung.

Prüfende Stelle

Prüfende Stelle ist hauptsächlich die Interne Revision. Selbstkontrollen sind auch durch die Betrachtungsbereiche möglich.

Gesamtverantwortliche Stelle

Gesamtverantwortlich für das Risikomanagement sind der Vorstand bzw. die Geschäftsführung.

"Sie sind für die Einrichtung eines Risikomanagementsystems, für die Festlegung und Kommunikation einer Risikomanagementstrategie sowie für die Informationspolitik gegenüber dem Wirtschaftsprüfer, der Öffentlichkeit (Aktionäre, Rating-Agenturen usw.) und dem Aufsichtsrat verantwortlich." (ebd.: 53 f.)

Es ist nicht erforderlich, dass für jede Betrachtungseinheit jeweils eine meldende und zusammenführende Stelle eingerichtet wird. Mehrere Bereiche können auch durch eine

Instanz bearbeitet werden (vgl. Wolf 2003: 54). Wichtig dabei ist nur, "...die fachliche Qualifikation der Mitarbeiter zu gewährleisten, um die Qualität des Risikomanagementprozesses sicherzustellen." (ebd.: 54)

1.1.3 Instrumentale Aspekte der Risikomanagement-Strategie

"Die Eignung einzelner Werkzeuge lässt sich v.a. in *interdisziplinären Workshops* besprechen. Daran ist vorteilhaft, dass die Mitarbeiter als Vertreter einzelner Unternehmensfunktionen ihre Sichtweisen und Meinungen vorbringen können und diese eine umfassende Analyse der zu beurteilenden Situation und Entscheidung ermöglichen. Durch diese Vorgehensweise lässt sich die für die Unternehmung optimale Lösung erarbeiten." (ebd.: 54 f.; Fußnoten weggelassen)

1.2 Risikomanagement-Organisation

Das Risikomanagement ist in ein System aufbau- und ablauforganisatorischer Regeln einzubetten, da es mit der gezielten Gestaltung und Integration risikobewältigender Werkzeuge alleine nicht getan ist. Die Risikomanagement-Organisation liefert den aufbauorganisatorischen Rahmen und bestimmt den strukturellen Hintergrund für den Ablauf der Risikomanagement-Prozesse (vgl. Diederichs 2004: 203).

"Unter der Risikomanagement-Organisation wird dementsprechend die Bündelung der Aktivitäten verschiedener betrieblicher Institutionen und Funktionen innerhalb eines festgelegten Systems unter dem Gesichtspunkt der Risikoidentifikation, -beurteilung, -steuerung und -überwachung verstanden." (ebd.: 203 f.; Fußnote weggelassen)

In der Praxis haben sich drei Alternativen einer organisatorischen Einbindung des Risikomanagementsystems etabliert:

1.2.1 Separationsprinzip

Das Separationsprinzip sieht die Bildung einer eigenen Stelle oder Abteilung für das Risikomanagement vor. Dem Thema Risikomanagement wird somit eine hohe Priorität eingeräumt, Verantwortungen sind hier klar definiert. Das Separationsprinzip weist gegenüber den anderen Prinzipien den höchsten Grad an Strukturierung und Systematisierung im Prozessablauf auf, geht Risikoherden am intensivsten nach und setzt das Risikomanagement am flächendeckendsten um. Der Aufbau von Spezialwissen, eine erhöhte Transparenz sowie eine unternehmensweite Steuerung, die Einsparpotentiale (z.B. bei Versicherungsprämien) zulässt, lassen sich ebenso als Vorteil nennen (vgl. Wolf, Runzheimer 2003 104). Es entstehen jedoch auch zusätzliche Kosten, die den Nutzen rechtfertigen müssen. Nachteilig ist auch, dass das Risikomanagement nicht am Ort der Risiko-Entstehung ansetzt und zentrale Stellen eventuell nicht ausreichend über notwendiges Fach- und Detailwissen verfügen (vgl. ebd.: 156).

1.2.2 Integrationsprinzip

Ohne Bildung einer gesonderten Stelle oder Abteilung sind die Aufgaben beim Integrationsprinzip in die Linienorganisation integriert. Neben Kosteneinsparungen lassen sich u. U. die Arbeitsergebnisse des Risikomanagements qualitativ verbessern, "...da die Verantwortung an die Know-how-Träger der jeweiligen Fachfunktionen delegiert wird. Es besteht jedoch die Gefahr, dass Risikomanagement zur 'Pflichtaufgabe' im Tagesgeschäft mutiert und darin untergeht." (ebd.: 156) Die Dynamik und Komplexität der Risikosituation sprechen für die Errichtung dezentraler Einheiten, die auch wesentlich mehr Handlungsflexibilität besitzen. Dezentrale Einheiten zeichnen sich durch Eigenverantwortlichkeit und Feedback bei jeder Tätigkeit aus (vgl. ebd.: 104).

1.2.3 Mischform

Der organisationale Rahmen kann sich auch in einer Mischform darstellen (vgl. ebd.: 156). Wie die organisatorische Einbindung erfolgt, ist unternehmensspezifisch zu klären. Entscheidungskriterien sind z.B. die Kosten (Integrationskonzepte sind die kostengünstigste Umsetzungsvariante), das Risikoverhalten der Mitarbeiter (ein hoher Grad an Aufgeschlossenheit und Wachsamkeit der Mitarbeiter gegenüber Risiken und ihrer Frühaufklärung befürworten ebenfalls die Anwendung des Integrationsprinzips) oder die Unternehmensorganisation (zu beachten ist die Komplexität der Strukturen und der Grad der Arbeitsteilung) (vgl. ebd.: 156).

1.3 Risikomanagement-Kultur

Voraussetzung für ein erfolgreiches Risikomanagement ist das Risikobewusstsein der Mitarbeiter. Es ist Aufgabe der Unternehmensleitung, eine Unternehmenskultur zu schaffen, die den Mitarbeitern sowohl Risiken auch als Chancen und damit Risikomanagement als Wertschöpfungsfaktor vermittelt. Als Grundlage für eine unternehmensspezifische Risikokultur dient eine aus der Unternehmenspolitik abgeleitete Risikopolitik, welche die grundsätzliche Einstellung des Unternehmens im Umgang mit Risiken beschreibt. In Ergänzung zu rechtlichen Normen wird die Risikopolitik durch entsprechende interne Vorschriften und Sicherheitsnormen getragen. Erfolgreich arbeiten Mitarbeiter in einem Unternehmen zusammen, wenn alle Beteiligten dieselbe Vorstellung von ihren Aufgaben und von den Zielen haben. Wichtig ist die verständliche Formulierung von Risikorichtlinien und - berichten, um Missverständnissen bei der Umsetzung vorzubeugen. Daher ist auch eine einheitliche Risikosprache innerhalb eines Unternehmens notwendig (vgl. Merbecks et al. 2004: 246 f.). Wichtig ist, dass sich die Risikokultur im Führungsstil der Unternehmensführung widerspiegelt (vgl. Romeike 2003a: 151).

2 Systemkoppelnde primäre Elemente

2.1 Frühwarnsystem

Zum einen sollen durch das Frühwarnsystem Entwicklungen und daraus abzuleitende Risiken und Chancen außerhalb des Unternehmens rechtzeitig erkannt werden, die auf das Unternehmen Einfluss nehmen können. Zum anderen sollen die Chancen und Risiken im Unternehmen selbst aufgezeigt werden, die frühzeitig Aufschluss über die künftige Unternehmensentwicklung und deren Fortbestand geben können. Hierfür bedarf es Informationen der Bereiche, aus denen Risiken, Gefahren oder Chancen erwachsen können, sowohl intern als auch extern (vgl. Keitsch 2004: 183). Die Effizienz von Frühwarnsystemen hängt von der Filterung frühwarnrelevanter Informationen und deren hierarchischer Weiterleitung innerhalb der Unternehmenshierarchie ab. Wolf, Runzheimer (2003) schlagen vor, eine Frühaufklärung auf die Gesamtorganisation auszudehnen. Eine zwanglose, wenig formalisierte, aber verpflichtende Durchführung ist erstrebenswert. Ein Frühwarnsystem muss kontextbezogen sein, d.h. dem Unternehmensumfeld und den Betriebscharakteristika entsprechen, was sich in einer guten Handhabbarkeit des Systems bemerkbar macht (vgl. a.a.O.: 106).

2.2 Risikocontrolling

"Als sowohl operativ als auch strategisch ausgerichteter Baustein ist das Risikocontrolling ein auf alle betrieblichen Funktionsbereiche gerichteter informationssystemgestützter Teilbereich des Controlling." (Diederichs 2004: 24)

Neben der Funktion als integraler Bestandteil des Controlling, welches als Querschnittsfunktion über alle Controllingmodule zu interpretieren ist, ist das Risikocontrolling zudem mittelbar ein Element des Risikomanagementsystems. Es kann als das auf das Risikomanagement zugeschnittene Controlling verstanden werden (vgl. ebd.: 24).

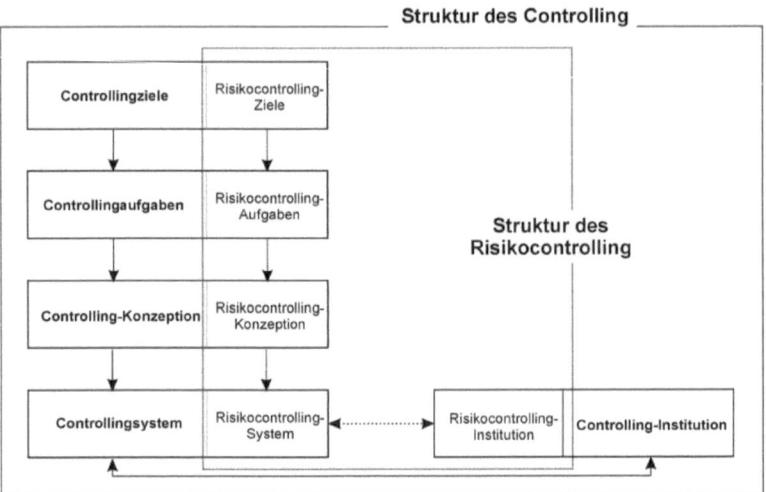

Abbildung 1: Risikocontrolling als Teilbaustein des Controlling (aus Diederich 2004: 24)

Die Aufgaben des Risikocontrolling lassen sich aus der Aufgabenstellung des Controlling ableiten. Eine zentrale Aufgabe des Risikocontrolling ist die Sicherstellung der Informationsversorgung und der damit verbundene Aufbau einer hierarchieebenen-übergreifenden Risikoberichterstattung.

"Sie bezieht sich hier nicht nur auf die Informationsbereitstellung für interne Entscheidungsträger, sondern umfasst darüber hinaus den Aufbau von Informationsbeziehungen zu externen Informationsgläubigern." (Diederichs 2004: 26; Fußnote weggelassen)

Weitere Aufgaben liegen in der Entwicklung und Bereitstellung eines wirkungsvollen Instrumentariums zur Identifikation, Beurteilung und Steuerung unternehmerischer Risikopotentiale. Durch den Vorschlag von adäquaten Limitvorgaben zum Umgang mit Risiken für alle Entscheidungsebenen unterstützt das Risikocontrolling das Risikomanagement bei der Risikosteuerung und Risikoüberwachung[1]. Das Risikocontrolling bietet prozessbegleitend bei der methodischen Umsetzung des Risikomanagements Unterstützung durch die Bereitstellung sowohl leistungsfähiger Instrumentarien als auch notwendiger Informationen (vgl. ebd.:26).

"Risikocontrolling kann als zielbezogene Unterstützung des Risikomanagements verstanden werden, die der systemgestützten Informationsbeschaffung und Informationsverarbeitung zur

---

[1] Keitsch (2004) weist dem Controlling im Rahmen des Risikomanagementsystems dagegen eine so hohe Bedeutung zu, dass es im Unternehmen als Führungs- und Entscheidungsinstanz eingerichtet werden sollte (vgl. Keitsch 2004: 163).

Planerstellung, Koordination und Kontrolle hinsichtlich unternehmerischer Risikopotentiale dient." (ebd.: 26)

Ziel des Risikocontrollings ist es, sowohl betriebswirtschaftliche als auch technische Strukturen im Unternehmen zu schaffen und so zu definieren, dass diejenigen strategie- und entscheidungsrelevanten Informationen ermittelt werden können, die dem (Risiko-) Management eine effiziente Zielerreichung ermöglichen.

"Allgemein formuliert besteht die Zielsetzung des Risikocontrolling in der Koordination von Planung, Steuerung und Kontrolle hinsichtlich risikorelevanter Sachverhalte, d.h. in der Gewährleistung der Reaktions-, Anpassungs- und Koordinationsfähigkeit im Rahmen der jeweiligen unternehmerischen Risikosituation." (ebd.: 25; Fußnoten weggelassen)

Ein weiteres Ziel des Risikocontrollings ist die Unterstützung bei der Auswertung, Dokumentation und entscheidungsbezogenen Bereitstellung risikorelevanter Informationen. Durch die Informationsversorgung in einem ganzheitlichen, risikobezogenen Berichtssystem ermöglicht das Risikocontrolling die Realisierung einer aktiven risikoorientierten Unternehmenspolitik (vgl. ebd.: 25). Entsprechend der Unternehmensgröße sollen die wichtigsten Unternehmensdaten einschließlich in- und externer Frühwarnindikatoren vom Controlling zu einem regelmäßigen Meldewesen (Berichtswesen) zusammengeführt und damit eine größere Transparenz hinsichtlich der Unternehmensentwicklung geschaffen werden (Keitsch 2004: 164).

"Im Rahmen des Risikoreportings ist sicherzustellen, dass die Ergebnisse der Risikoüberwachung rechtzeitig, kontinuierlich und in klar strukturierter Form kommuniziert werden. Dabei ist festzulegen, in welcher Form, in welchem Umfang, in welchen Zeitabständen und für welche Adressaten die Reporte erstellt werden sollen." (Middendorf 2005: 203)

Eine Unterrichtung der verantwortlichen Stellen im Unternehmen über die entsprechende Risikolage muss jederzeit gewährleistet sein. Nur so sind zielgerichtete Entscheidungen im Hinblick auf die Anwendung geeigneter Risikobewältigungsmaßnahmen im Unternehmen möglich. Berichte können als Standard-, Abweichungs- oder Bedarfsberichte erfolgen (vgl. ebd.: 203).

2.3   Internes Überwachungssystem

Nach der Umsetzung des KonTraG sind die betreffenden Unternehmen nun auch verpflichtet, ein Internes Überwachungssystem[2] einzurichten (vgl. Wolf, Runzheimer 2003: 108). Ein internes Überwachungssystem kann sich zusammensetzen aus einem internen Kontrollsystem und der internen Revision (vgl. Keitsch 2004: 81).

---

[2] Der Begriff ist zurückzuführen auf die amerikanische Bezeichnung "internal control" (vgl. Wolf 2003 81).

2.3.1 Internes Kontrollsystem

Unter einem Internen Kontrollsystem versteht man

"... sowohl den Organisationsplan als auch sämtliche aufeinander abgestimmte Methoden und Maßnahmen in einem Unternehmen, die dazu dienen, sein Vermögen zu sichern, die Genauigkeit und Zuverlässigkeit der Abrechnungsdaten zu gewährleisten und die Einhaltung der vorgeschriebenen Geschäftspolitik zu unterstützen." (Wolf 2003: 81; Literaturangaben weggelassen)

Das Interne Kontrollsystem bezeichnet die Gesamtheit aller ziel- und ordnungsorientierter Kontrollen mit Einfluss auf die Sicherheit, Ordnungsmäßigkeit und Wirtschaftlichkeit betrieblicher Prozesse. Der Sicherheitsaspekt umfasst alle wirtschaftlich vertretbaren Maßnahmen zur Minimierung eines möglichen Vermögensverlustes. Ordnungsmäßigkeit bedeutet in diesem Zusammenhang die normgerechte Durchführung und Dokumentation aller unternehmerischen Werte- und Güterflüsse sowie der Leistungserstellung. Grundsätzlich müssen sich Überwachungsaktivitäten lohnen, indem sie einen Mehrwert gegenüber potenziellen Schäden erzielen, also wirtschaftlich sein. Als Instrumente des Internen Kontrollsystems können Prozesskontrollen (direkte Kontrollen wie Wareneingangs-, Qualitäts- und Rechnungskontrollen, Vergleichskontrollen oder Plausibilitätskontrollen), Organigramme (Vorgabe von klaren Verantwortungs- und Arbeitsbereichen), Stellenpläne (Definition von Zielen und Aufgaben der Stelle sowie des Anforderungsprofils des Stelleninhabers), Richtlinien (Sicherung eines verbindlichen, unternehmensweiten Vorgehens), Handbücher (Arbeits- und Entscheidungshilfe) sowie das Formular- und Belegwesen (Ermöglichung eines einheitlichen und bedarfsgerechten Arbeitens) genannt werden (vgl. ebd.: 81 f.).

2.3.2 Interne Revision

"Die IR (Interne Revision; St.E.) ist eine prozessunabhängige, nicht entscheidungsbefugte Stabstelle im Unternehmen. Sie entlastet die Unternehmensführung hinsichtlich ihrer delegierbaren Überwachungsfunktionen und beurteilt die Effektivität und Effizienz des Kontrollsystems. Dies beinhaltet auch eine Prüfung der Vollständigkeit, Relevanz und Qualität der in die Entscheidungsprozesse eingehenden Daten." (ebd.: 83; Literaturangaben weggelassen)

Die Aufgaben im Rahmen des Risikomanagements liegen zum Beispiel in der Evaluation der Vollständigkeit der Risikoquellen und der Wirksamkeit des Risikomanagementprozesses. Aufgezeigten Schwachstellen werden entsprechende Handlungsempfehlungen bzw. Entscheidungsgrundlagen zugeordnet (vgl. ebd.: 83). Sind Führungskräfte von Abteilungen des Unternehmens verantwortlich für die Risikoidentifikation und die Definition von Maßnahmen zum Umgang mit diesen Risiken, so fallen die Überprüfung dieser selbstdefinierten Maßnahmen in das Aufgabengebiet der internen Revision. Der Innenrevisor im Rahmen des Risikomanagements "...prüft damit künftig neben der Ordnungsmäßigkeit der Wirtschaftsführung als eine Art interner Berater die Zweckmäßigkeit und die Qualität des

Risk Managements ... , so z.b. Qualität und Umfang des Berichtswesens vor dem Hintergrund rechtlicher und gesetzlicher Veränderungen." (Beucher, Bondong 2003: 171) Der Innenrevisor muss deshalb mehr als bisher Prozesse im Unternehmen hinterfragen und sich auch verstärkt mit veränderten gesetzlichen Rahmenbedingungen auseinandersetzen (vgl. ebd.: 170 f.).

"Des Weiteren soll der Innenrevisor künftig auch hinterfragen, in welchem Ausmaß eine schriftliche Dokumentation des Risk Managements zweckmäßig und notwendig ist. Als neutraler Dritter hat er die Möglichkeit, Verbesserungsvorschläge einzubringen, und verfügt als Stabsmitarbeiter der Geschäftsführung organisatorisch über die notwendige Unabhängigkeit und Distanz." (ebd. 2003: 171)

Ist die Funktion der Internen Revision im Unternehmen nicht besetzt, so hat die Geschäftsleitung in einer geeigneten Weise für die Prüfung des Risikomanagementsystems zu sorgen (vgl. Wolf, Runzheimer 2003 234), gegebenenfalls auch durch externe Berater (vgl. Keitsch 2004: 170).

3 Systemkoppelnde sekundäre Elemente

Eine Integration bestehender Managementsysteme im Rahmen eines umfassenden Risikomanagements ist erforderlich, da sie für das Risikomanagementsystem relevante Informationen beisteuern (vgl. Wolf 2003: 71). Zwei Managementsysteme werden aufgeführt, welche eng mit dem Risikomanagement verbunden sind.

3.1 Risikomanagement und Qualitätsmanagement

Qualitätsmanagement liefert nicht nur die meisten Methoden für das Risikomanagement (z.B. FMEA, FTA), sondern befasst sich bei der Anwendung dieser Methoden im Rahmen der Prozessanalyse auch mit der Analyse von Risiken. Somit können Informationen des Qualitätsmanagements sehr gut in das Risikomanagement einfließen und umgekehrt. In manchen Fällen grenzen Autoren den Begriff Risk Management als Unterbegriff des Qualitätsmanagements im Rahmen der Qualitätsplanung ein, doch kann Risikomanagement nicht als Bestandteil des Qualitätsmanagements gesehen werden, genau so wenig, wie ein Qualitätsmanagementsystem als Risikomanagementsystem agieren kann. Risk Management ist im organisatorischen Kontext sowohl integrativ wie auch organisatorisch als selbständig anzusehen (vgl. Zoolondz 2001: 1052). Bei entsprechender Ausgestaltung lassen sich jedoch die Anknüpfungspunkte als echte Schnittstellen zwischen Qualitätsmanagement und Risikomanagement nutzen (vgl. WEKA 2004: 13).

3.2 Risikomanagement und Balanced Scorecard

Risikomanagement und Balanced Scorecard (BSC) stehen zueinander in einer wechselseitigen Beziehung. Zunächst kann die BSC als Ganzes als ein Instrument des

Risikomanagements gesehen werden, da es als strategisches Frühaufklärungssystem kritische Entwicklungen bezüglich zentraler Erfolgsfaktoren frühzeitig anzeigt. Andererseits finden wesentliche Ergebnisse des Risikomanagements als Kennzahlen Eingang in die verschiedenen Perspektiven[3] der BSC. Es besteht zudem die Möglichkeit, einzelnen Kennzahlen der Balanced Scorecard Risiken zuzuordnen (vgl. Gleißner, Romeike 2005: 163).

"Die Integration von Balanced Scorecard und Risikomanagement bietet erhebliche Vorteile für Effizienz, Qualität und Akzeptanz beider Teilsysteme im Unternehmen. Beispielsweise wird bei der Festlegung von Kennzahlen und Maßnahmen der Balanced Scorecard mit dem jeweils Verantwortlichen bereits über mögliche Ursachen für zukünftig mögliche Planabweichungen gesprochen. So werden zwangsläufige Frühwarnindikatoren und Risiken für das Risikomanagementsystem automatisch identifiziert." (Romeike 2003c: 312)

4 Risikomanagement-Handbuch

Das gesamte Risikomanagementsystem ist im Risikomanagement-Handbuch dokumentiert. Dieses dient der Beschreibung aller Rahmenbedingungen, Prozesse und Strukturen, die für eine effektive und effiziente Durchführung und Weiterentwicklung des Risikomanagementsystems notwendig sind. Es stellt einen Leitfaden aller wesentlichen Aufgaben im Risikomanagement dar (vgl. Wolf, Runzheimer 2003: 173). Die konkrete inhaltliche Ausgestaltung des Risikomanagement-Handbuches ist abhängig von der Größe und Komplexität des Unternehmens. Als Grundgerüst empfiehlt sich eine Gliederung in folgende Bereiche:

Teil A: Risikomanagement-Ordnungsrahmen
- Aussagen zu Unternehmenszielen und Zielen des Risikomanagements - Übersicht hinsichtlich des Risikomanagementsystems und seiner wesentlichen Komponenten - Aussagen zu Risikoneigung und Risikopolitik
Teil B: Risikomanagement-Organisation
- Darstellung der Risikomanagement-Subsysteme Früherkennungssystem, Controllingsystem und Internes Kontrollsystem (Aufbauorganisation) und Gesamtsystemdarstellung) - Darstellung des Risikomanagementprozesses mit Verantwortlichkeiten, Aufgaben und Terminen (Ablauforganisation) - Darstellung der Methoden und Tools zur Systemunterstützung
Teil C: Risikomanagement-Reporting
- Regelungen zur Berichterstattung mit Terminen und Adressaten - Darstellung von ggf. berichtsauslösenden Schwellenwerten - Darstellung der Formularsätze und Datenerfassungsmasken
Teil D: Risikomanagement-Überwachung

---

[3] Die zentralen Perspektiven der Balanced Scorecard stellen der Finanzbereich, die Kundenperspektive, die internen Prozesse sowie die Lern - und Entwicklungsperspektive des Unternehmens dar (vgl. Reinspach 2001: 179).

-	Prüfungsrichtlinien für die prozeßunabhängige Überwachung des Risikomanagementsystems durch die interne Revision sowie durch den WP
Teil E: Darstellung spezifischer bestandsgefährdender Risikofelder	
-	Risiken im Derivatgeschäft
-	Risiken im Umweltbereich
-	Risiken im IT-Bereich
-	Strategische Risiken

Tabelle 1: Mindestinhalt eines Risikomanagement-Handbuchs (aus Pollanz 1999: 397 f.)

Zielgruppen des Risikomanagement-Handbuches sind die Unternehmensführung, die Mitarbeiter sowie prüfende Stellen. Für die Unternehmensführung ermöglicht das Risikomanagement-Handbuch eine Dokumentation wichtiger Vorgaben, die für die Mitarbeiter in den operativen Einheiten sowie die Interne Revision Richtliniencharakter haben. Von derartigen Richtlinien geht eine Steuerungsfunktion aus (vgl. ebd.: 173). Darüber hinaus dient die Dokumentation des Risikomanagementsystems der Unternehmensführung zum Nachweis einer ordentlichen Geschäftsführung (vgl. Jürgens, Allkemper 2000: 637). Für operative Einheiten stellt das Risikomanagement-Handbuch insbesondere einen Orientierungsleitfaden hinsichtlich des von der Unternehmensführung angestrebten Risikoverhaltens dar. Es enthält formale Vorgaben zum Risikomanagementprozess, die Bestimmung von Aufgaben- und Verantwortungsbereichen sowie den Gestaltungsbereich der Richtlinie. Das Handbuch erfüllt eine Informationsfunktion für die Mitarbeiter des Unternehmens. Das Handbuch ist unternehmensweit zur Verfügung zu stellen, um allen interessierten Mitarbeitern Einblick zu ermöglichen. Der Revision bietet das Handbuch die Möglichkeit eines Einblicks in organisatorische, prozessuale und instrumentelle Rahmenbedingungen des Risikomanagements (vgl. Wolf, Runzheimer 2003 173 f.).

5 EDV-Unterstützung des Risikomanagements

Die oft hohe Komplexität eines Risikomanagements lässt sich ohne EDV-Unterstützung kaum bewältigen. Ein wichtiges Hilfsmittel im Risikomanagement stellt ein Risikomanagement-Informationssystem (RMIS) dar. Unter einem RMIS versteht man ein "[r]echnergestütztes, daten-, methoden- und modellorientiertes Entscheidungsunterstützungssystem für das Risikomanagement, das inhaltlich richtige und relevante Informationen zeitgerecht und formal adäquat zur Verfügung stellt und dem Risk Manager bei der Entscheidungsvorbereitung methodische Unterstützung bietet." (Romeike 2004: 119) Eine wesentliche Anforderung an ein RMIS besteht u.a. darin, einen reibungslosen Informations- und Kommunikationsfluss zwischen den am Risikomanagement beteiligten Organisationseinheiten und betrieblichen Funktionsträgern zu gewährleisten und die Daten im Hinblick auf die Erfordernisse des Risikomanagements zu verarbeiten und einheitlich aufzubereiten. Das RMIS unterstützt das Risikomanagement in allen Phasen des Risikomanagement-Prozesses. Den Rahmen für den Ausbau eines RMIS fixiert auch hier die

Risikopolitik. Die von der Unternehmensleitung im Rahmen der Risikopolitik des strategischen Risikomanagements vorgegebenen Risikoziele können in das RMIS als Sollzustand der gewünschten Unternehmensrisikoposition eingehen. Die Unternehmensleitung sollte jederzeit die Möglichkeit haben, die aktuelle Risikosituation des Unternehmens ad hoc abrufen zu können. Ein RMIS soll eine vereinfachte Sicht auf die Daten ermöglichen und unterschiedliche unternehmensspezifische Verdichtungsstufen der Daten bereit stellen (vgl. Gleißner, Romeike 2005: 154 ff.). Somit bietet ein RMIS "...auch die Chance, dass das (in der Regel eher generalistisch orientierte) Topmanagement einerseits und die Spezialisten in Risikomanagement und Controlling andererseits sprachlich und gedanklich auf einer gemeinsamen Ebene kommunizieren können." (Gleißner, Romeike 2005: 159) Die Speicherung vergangener und aktueller Daten (etwa Schadensdaten oder Daten über die Risikolage) reicht dabei nicht aus, das RMIS muss den gesamten Risikomanagement-Prozess unterstützen. Es sind aber auch nicht nur risikobezogene, sondern auch allgemeine betriebswirtschaftliche Daten zu verarbeiten, wie etwa die mit den Risikobewältigungsmaßnahmen verbundenen Investitionen. Ein RMIS muss daher in die bestehende IT-Landschaft eines Unternehmens integriert werden und über passende Schnittstellen zu anderen Bestandteilen des betrieblichen Informationssystems, etwa zum betrieblichen Rechnungswesen, verfügen. Die Notwendigkeit ergibt sich zusätzlich daraus, dass Risiko-Verantwortliche an allen Entscheidungen teilhaben sollten, welche die Risikolage des Unternehmens betreffen (vgl. ebd.: 162).

"Als weiter führende Herausforderung für die IT-Umsetzung des Risikomanagements stellt sich die Verknüpfung mit anderen, meist bereits mit Software unterstützten Managementsystemen (wie die Balanced Scorecard und die operative Planung) dar. Es gilt hier beispielsweise das traditionelle Controlling um Erkenntnisse des Risikomanagements zu erweitern." (ebd.: 163 f.)

Mehr zu diesem Thema finden Sie in „Risiko-Management im Krankenhaus – Implementierung eines Managementsystems zur Minimierung von Risiken" von Stefan Ertl, ISBN: 978-3-638-47322-4
http://www.grin.com/de/e-book/51316/

Literaturverzeichnis (inklusive weiterführender Literatur)

Beucher, U., Bondong, A. (2003), Risk Management. Praxisbeispiele, in: Graf, V. et al. (Hrsg. 2003), Risk Management im Krankenhaus. Risiken begrenzen und Kosten steuern, Neuwied/Köln/München, S.159-214

Bockslaff, K. (2004), Risikomanagement im Krankenhaus im Lichte der Gesundheitsreformdiskussion, in Landesärztekammer Hessen (Hrsg. 2004), Dokumentation der Fachtagung. Ganzheitliches Risikomanagement im Krankenhaus im Fortbildungszentrum der Landesärztekammer Hessen am 13.Mai 2004 in Bad Nauheim, Frankfurt/Main, S.19-24

Brühwiler, B. (2003), Risk Management als Führungsaufgabe. Methoden und Prozesse der Risikobewältigung für Unternehmen, Organisationen, Produkte und Projekte, Bern

Bühner, R. (Hrsg. 2001), Management-Lexikon, München/Wien

Burger, A., Buchhart, A. (2001), Risiko-Controlling, München/Wien

Claussen, A., Kreuzner, B., Zenk, H. (2000), Gefahr erkannt - Gefahr gebannt. Risikomanagement im Universitätskrankenhaus Benjamin Franklin, in Dibelius, O., Ptak, H., Uzarewicz, Ch. (Hrsg. 2000), Pflegemanagement aktuell. Beiträge aus der praxisorientierten Forschung, Frankfurt a. Main, S. 165 - 181

Diederichs, M. (2004), Risikomanagement und Risikocontrolling. Risikocontrolling - ein integrierter Bestandteil einer modernen Risikomanagement-Konzeption, München

Ehrenbaum, K. (2005), Risikomanagement in der Integrierten Versorgung. Am Beispiel von Medi Point (Schweiz), Landsberg/Lech

von Eiff, W., Middendorf, C (2004), Klinische Risikomanagement- kein Bedarf für deutsche Krankenhäuser ?, in: das Krankenhaus 2004, S.537-542

Führing, M., Gausmann, P. (2004), Klinisches Risikomanagement im DRG-Kontext. Integration von Risiko-Kontrollpunkten in klinische Pfade, Stuttgart

Gleißner, W., Romeike, F. (2005), Anforderungen an die Softwareunterstützung für das Risikomanagement, in: Zeitschrift für Controlling & Management 2005, S.154-164

Graebe-Adelssen, J.S. (2003), Risk Management. die Sicht von außen, in: Graf, V. et al. (Hrsg. 2003), Risk Management im Krankenhaus. Risiken begrenzen und Kosten steuern, Neuwied/Köln/München, S.17-35

Graf, V., Felber, A., Lichtmannegger, R. (Hrsg. 2003), Risk Management im Krankenhaus. Risiken begrenzen und Kosten steuern, Neuwied/Köln/München

Gronemann, J., Fuchs, R. (2001), Basel II ist auch eine Herausforderung für die Kliniken. Sind die Krankenhäuser fit für das Kreditwürdigkeits-Rating ?, in: Führen und Wirtschaften im Krankenhaus 2001, S. 464 - 467

Jürgens, A., Allkemper, T. (2000), Auch Krankenhäuser brauchen ein Risikomanagement. Das Gesetz zur Kontrolle und Transparenz in Unternehmen gilt nicht nur für Aktiengesellschaften, in: Führen und Wirtschaften im Krankenhaus 2000, S.632-637

Keitsch, D. (2004), Risikomanagement, Stuttgart

Köbberling, J., von Schroeders, N. (2005), Erfahrungen mit einem CIRS. Einführung eines Critical Incident Reporting System (CIRS), in: KU-Sonderheft. Risk Management 2005, S.34-35

Koller, Ch., von Langsdorff, U. (2005), Risikomanagement im Krankenhaus, Heidelberg, München, Landsberg, Berlin

Krallmann, H., Frank, H., Gronau, N. (2002), Systemanalyse im Unternehmen. Vorgehensmodelle, Modellierungsverfahren und Gestaltungsoptionen, 4., vollst. überarb. Aufl., München

Krolop, S., Gleißner, W., Liermann, G., Kelch, W.D. (2005), Abwehr wirtschaftlicher Gefahren. Unternehmensgefährdende Risiken rechtzeitig erkennen, in: KU-Sonderheft. Risk Management 2005, S.36-38

Merbecks, A., Stegemann, U., Frommeyer, J. (2004), Intelligentes Risikomanagement. Das Unvorhersehbare meistern, Frankfurt/ Wien

Middendorf , C. (2005), Klinisches Risikomanagement. Implikationen, Methoden und Gestaltungsempfehlungen für das Management klinischer Risiken in Krankenhäusern, in: von Eiff, W. et al. (Hrsg. 2005), Münsteraner Schriften zu Medizinökonomie, Gesundheitsmanagement und Medizinrecht, Band 2, Münster

Müller, J. (2003), Risk Management. die Sicht von innen, in: Graf, V. et al. (Hrsg. 2003), Risk Management im Krankenhaus. Risiken begrenzen und Kosten steuern, Neuwied/Köln/München, S.39-155

Müller, J. (2004), unveröffentlichte Seminarunterlagen. Betriebswirtschaftliches Risikomanagement unter DRG Bedingungen, Köln

Pfaff, H., Lütticke J. (2003), Klinisches Risikomanagement. Eine Übersicht, in: Eiff, W.v. et al. (Hrsg. 2004), Der Krankenhausmanager, Heidelberg, S.1-34

Pippig, M. (2005), Risikomanagement im Krankenhaus, in: Kramer, J.W. (Hrsg. 2005), Wismarer Diskussionspapiere. Heft (07) 2005, Wismar

Pollanz, M., (1999), Konzeptionelle Überlegungen zur Einrichtung und Prüfung eines Risikomanagementsystems. Droht eine Mega-Erwartungslücke ?, in: Der Betrieb, 1999, S.393-399

Remus, Ch. (2004), Risikomanagement. Ein Leitfaden für Sicherheitsfachkräfte, Kissing

Reinspach, R. (2001), Strategisches Management von Gesundheitsbetrieben. Grundlagen und Instrumente einer entwicklungsorientierten Unternehmensführung, Stuttgart

Romeike, F., Finke, R.B. (Hrsg. 2003), Erfolgsfaktor Risiko-Management. Chance für Industrie und Handel. Methoden, Beispiele, Checklisten, Wiesbaden

Romeike, F. (2003a), Die Prozessstufen der Risikoanalyse. Der Prozess des strategischen und operativen Risiko Managements, in: Romeike, F., Finke, R.B. (Hrsg. 2003), Erfolgsfaktor Risiko-Management. Chance für Industrie und Handel. Methoden, Beispiele, Checklisten, Wiesbaden, S.147-164

Romeike, F. (2003b), Die Prozessstufen der Risikoanalyse. Risikoidentifikation und Risikokategorien, in: Romeike, F., Finke, R.B. (Hrsg. 2003), Erfolgsfaktor Risiko-Management. Chance für Industrie und Handel. Methoden, Beispiele, Checklisten, Wiesbaden, S.165-182

Romeike, F. (2003c), Die Risk Management-Organisation. Balanced Scorecard und Risikomanagement als Bausteine eines integrierten Managementsystems, in: Romeike, F., Finke, R.B. (Hrsg. 2003), Erfolgsfaktor Risiko-Management. Chance für Industrie und Handel. Methoden, Beispiele, Checklisten, Wiesbaden, S.301-314

Romeike, F. (2003d), Grundlagen des Risikomanagements. Gesetzliche Grundlagen, Einordnung und Trends, in: Romeike, F., Finke, R.B. (2003 Hrsg.), Erfolgsfaktor Risiko-Management. Chance für Industrie und Handel. Methoden, Beispiele, Checklisten, Wiesbaden, S. 65-84

Romeike, F. (2004); Lexikon Risiko-Management. 1000 Begriffe rund ums Risiko-Management. Nachschlagen, verstehen, anwenden, Köln

Romeike, F. (2005), Risikokategorien im Überblick, in: Romeike, F. (Hrsg. 2005), Modernes Risikomanagement. Die Markt-, Kredit- und operationellen Risiken zukunftsorientiert steuern, Weinheim, S.17-32

Schikora, O., Hennke, M. (2005), Schon auf schwache Signale achten. Strategisches Radar, eine Lösung für Krankenhäuser ?, in: KU-Sonderheft. Risk Management 2005, S.41-43

Töpfer, A. (2005), Betriebswirtschaftslehre. Anwendungs- und prozessorientierte Grundlagen, Berlin/Heidelberg

Ulsenheimer, K. (2001), Risk-Management als juristische Qualitätssicherung. Ein integraler Bestandteil eines umfassenden Qualitätmanagements, in: Arzt und Krankenhaus 2001, S. 269-274

Ulsenheimer, K. (2005), Vor dem Schaden klug sein. Risk Management ist juristische Qualitätssicherung: KU-Sonderheft. Risk Management 2005, S.34-35

Voit, W. (2003), Risikomanagement. Klinische Behandlungspfade helfen Risiken verringern, in: Krankenhaus und Recht 2000, S.632-637

WEKA (2004), Schulungspaket QM-Methoden. Konzepte und Lösungen, Kissing

Wolf, K. (2003), Risikomanagement im Kontext der wertorientierten Unternehmensführung, Wiesbaden

Wolf, K., Runzheimer, B. (2003), Risikomanagement und KonTraG. Konzeption und Implementierung, Wiesbaden

Zoolondz, H.-D. (Hrsg. 2001), Lexikon Qualitätsmanagement. Handbuch des Modernen Managements auf der Basis des Qualitätsmanagements, München/Wien/Oldenburg

Quellenverzeichnis

Auswärtiges Amt (2005)
    http://www.auswaertiges-amt.de/www/de/aussenpolitik/aussenwirtschaft/
    awpolitik/oecd_html (06.10.2005)

Bundestag (2005)
    www.bundestag.de/interakt/glossar/181020.html (08.10.2005

Deutscher Corporate Governance Codex (2005)
    www.corporate-governance-code.de/index.html (12.08.05)

Online-Verwaltungslexikon (2005)
    www.olev.de/c/corporate_governance.htm (12.08.05)

Parlamentsspiegel (2005)
    www.parlamentsspiegel.de/portal/WWW/Webmaster/GB_I/I.4/Dokumentenarchiv/dok
    ument.php?pl=BB&part=D&pnr=872/97&quelle=parla (12.08.2005)

Risknet (2005)
    http://risknet.risktech.de/Risikomanagement.77.0.html (17.05.2005)

Trengler, Ch. (2003)
    http://www.kma-online.de/default.asp?navto=lesen&detailid=10022&stammid
    =99&back=hsb: (27.06.05)

Wibera (2000)
    www.pwc.com/de/ger/ins-sol/publ/ger_510_122.pdf (15.10.2005)

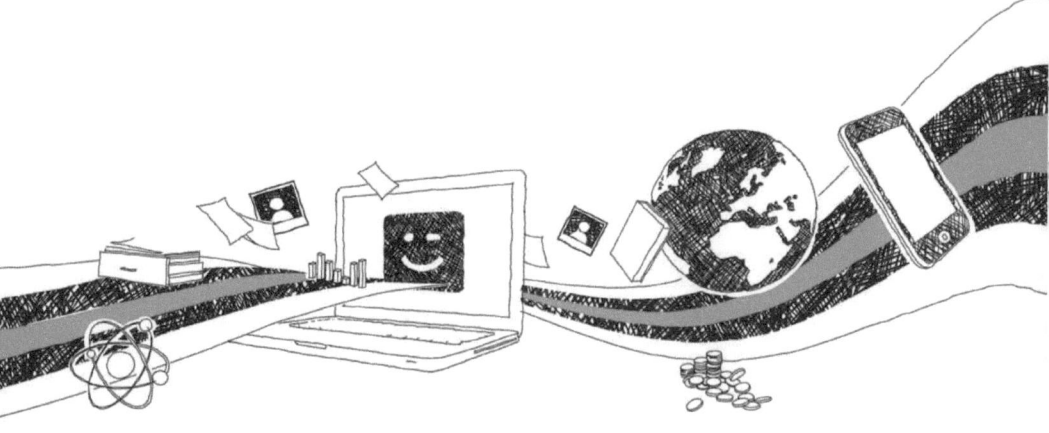
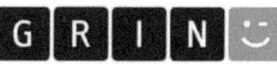